VOYAGE INTERIEUR

AU COEUR DES MAUX

Tome 1

Evelyne Aguilera

Illustration de couverture : Stéphanie Rigotti

VOYAGE INTERIEUR

AU COEUR DES MAUX

Tome 1

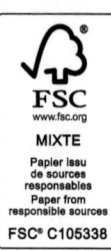

© 2022, Evelyne Aguilera

Édition : BoD – Books on Demand, info@bod.fr

Impression : BoD – Books on Demand,
In de Tarpen 42, Norderstedt (Allemagne)

Impression à la demande
ISBN : 978-2-3224-4148-8

Dépôt légal : Juillet 2022

Introduction

Une maladie grave est souvent un choc pour le malade mais aussi pour les proches.

Il faut alors relever le défi de la Vie tout en luttant contre la maladie.

Les personnes malades tentent d'accepter, d'apprivoiser leurs maux pour mieux cohabiter avec eux et surtout tenter de les vaincre pour l'Amour de la Vie.

Parler de sa maladie librement est important mais pas toujours aisé. Entre l'acceptation de sa maladie, la volonté de préserver ses proches et cette envie farouche de rester une personne « normale », parler ou taire sa maladie peut devenir un vrai dilemme qui vient complexifier un quotidien chamboulé.

Comment dire sa maladie ? Quels mots choisir ? Cela peut s'avérer difficile.

Aussi ai-je décidé de prendre ma plume pour mettre en vers ce que vivent ces personnes, leurs proches ou leurs aidants.

Je rends hommage à leur courage, leur persévérance, leur foi en la Vie.

Ma plume s'est inspirée de son propre vécu, de témoignages de proches, de lecture et d'expériences vécues.

Partez, sans crainte, pour ce voyage intérieur, avec pour seuls bagages, votre Ame et votre Cœur.

Hommage aux aidants

Un hommage particulier à vous, aidants ou proches aidants, parfois ou souvent peu reconnus, accompagnant des personnes ou proches frappés d'une maladie grave, dégénérative ou mentale.

Ce rôle de proche aidant s'ajoute souvent à celui de père, de mère, de conjointe ou conjoint, de personne en activité...

Votre vie s'en est trouvée bouleversée par ce nouveau « rôle » sans l'avoir forcément choisi.

Vous êtes essentiels et souvent, vous n'avez pas été ou êtes peu préparés à être en 1ere ligne.

Bravo à vous, aidants et accompagnants, partenaires invisibles du système de santé mais ô combien indispensables.

Être aidant, c'est souvent faire don de soi.

Parfois, on aimerait tout lâcher

Et partir loin... de tout

Ou simplement se retrouver seul(e) avec Soi

Pour

Souffler

Faire le vide

S'évader

Rêver un peu

Juste un peu...

                                                     Evelyne Aguilera

Table des matières

1. **Acouphènes** **p 5**

    1.1. Le prix à payer
    1.2. Dans le silence de la nuit
    1.3. Mélodie ennemie

2. **Alzheimer (Maladie d')** **p 15**

    2.1. Je ne te reconnais pas
    2.2. Evanescence
    2.3. Fragments d'une conscience
    2.4. N'oubliez jamais !
    2.5. Mon âme est ailleurs

3. **Cancer** **p 31**

    3.1. Foutu crabe
    3.2. S'il vous plaît, ne tombez pas !
    3.3. Oser dire
    3.4. A toi qui partage ma vie

Table des matières

4. Fibromyalgie   p 49

     4.1. Je suis l'Invisible
     4.2. Otage de mon propre corps
     4.3. Être heureuse malgré elle
     4.4. Espérance

5. Parkinson (Maladie de)   p 65

     5.1. Sonate silencieuse
     5.2. Des'équilibres
     5.3. Parasite
     5.4. Tu fais de ma vie un enfer
     5.5. Un ennemi sournois

6. Sclérose en plaque (SEP)   p 81

     6.1. La SEP, une nouvelle compagne
     6.2. Être « SOI »
     6.3. Tu m'as ouvert les yeux
     6.4. Plus libre que jamais
     6.5. Longue route à nous deux

Acouphènes

Le prix à payer

Parfois, je m'échappe vers l'extérieur

Pour cueillir de nouvelles choses :

Du positif, du beau, de l'inutile

Voire de l'inédit sur ces étals de la vie.

Je prends ce que je peux

Sur ce marché multiple et varié.

Parfois tourbillon incessant,

Où cela passe, revient mais ne meure.

M'accrocher à « dehors »,

Me fondre dans la foule,

Ne peuvent me faire oublier

Qu'ils sont toujours là.

Alors, pourquoi m'évader vers l'extérieur ?

Je tente donc l'intérieur

Vers mon moi le plus profond

Au risque de me perdre.

Une descente d'abord timide,

Puis peu à peu plus hardie

Parmi mes paradoxes,

Avec la peur de m'égarer.

Dans le noir de ces abysses

Parfois sans repères.

Ils sont là, bien réels,

Mes acouphènes, seuls sons intérieurs.

Tentation de revenir vers l'extérieur

Pour les noyer, les broyer

Dans les bruits rassurants des vivants.

Enième voyage intérieur.

Depuis qu'ils sont là, c'est le prix à payer

Pour me retrouver avec moi-même.

Choisir le moment et fermer les yeux

Pour commencer cette descente avec eux.

Dans le silence de la nuit

A pas furtifs, se glisse sans bruit, le silence.

Côtoyant un sommeil en approche,

Il guette l'endormissement du monde

Dont je peux encore percevoir le soupir.

Un sommeil qui joue avec mes paupières,

Alors que le bruit du monde n'est plus.

Furtivement, un autre a pris sa place,

Un son aigu et continu venant de l'intérieur.

Il s'accroche, s'intensifie, s'installe

Comme chez lui, au creux de mes oreilles.

Il est décidé, prenant de l'ampleur,

Faisant ses vocalises tel un ténor.

Il se déchaîne maintenant

Ne me lâche plus malgré mon refus.

Tout l'espace lui est dédié.

Je tente de le balayer d'un revers de main.

Peu lui importe, il s'accroche, persévère,

M'informant de je ne sais quoi.

J'ai appris, depuis peu,

Qu'il porte un nom, acouphène.

Depuis, le silence de la nuit a fui ...

Mélodie ennemie

Invisible mais audible,

Même dans un sas, isolée,

Où ne filtre aucun bruit.

Horizon vibrant

Dans une caisse de résonnance,

Inéluctablement, inlassablement.

Une mélodie métallique,

Continue, persistante, acérée

De part et d'autre, s'est insinuée.

Jour et nuit, sans cesse,

Les acouphènes jouent avec mes nerfs,

En sourdine ou assourdissantes, à leur gré.

Seule à les entendre,

Ils en deviennent parfois si obsédants

Que mes oreilles en pleurent.

Révoltée à l'idée de ne plus connaître le silence,

Je tente d'absorber la poésie du dehors

Pour oublier ce son monotone du dedans.

La maladie d'Alzheimer

Je ne te reconnais pas, Maman

Pas à pas, sur ce chemin de l'oubli,

Tu avances et me quittes petit à petit,

Pour t'enfoncer dans ce sombre abîme.

Tu ne me reconnais plus désormais.

Dans ton histoire, je ne suis plus.

Dans tes yeux, la vie n'y est plus.

Où es-tu partie Maman ?

Pourtant, jadis nous fûmes heureuses.

Dans tes bras, souvent, je me blottissais

Et ton sourire me réconfortait.

J'avais encore tant de choses à te dire.

Nous avions encore tant de choses à vivre

Mais je vois tant d'ombres sur ton visage.

J'ai tellement mal Maman !

Quand je te regarde, tu sembles si seule,

Errant dans les méandres de ta mémoire

Qui n'en n'a plus que le nom.

En sursis dans un corps sans Ame,

Je veux me souvenir de Toi telle que tu étais.

J'aurais tellement aimé te dire

« Au revoir » Maman.

Evanescence

Main dans la main, face à toi,
Je scrute désespérément ton regard.
Lui, si plein de vie autrefois,
Ne me renvoie que du vide sans fard.

Pourtant, au début, rien d'alarmant.
Certes, quelques trous de mémoire
Et quelques oublis peu probants.
Pas de quoi en faire une histoire.

Puis, un jour, lors d'une balade,
Près d'une heure à tourner en rond
Avec les jambes en cotonnade
« Où se trouve la maison ? »

Enfin, mais à reculons, tu consultes.

Les faits sont là, l'annonce est amère

Le verdict tombe comme une insulte.

C'est Alzheimer !

Tout s'enchaîne :

La raison en apnée,

La mémoire morcelée,

Les visages qui s'effacent.

Paroles perdues,

Mots en cavale,

Le néant t'enlace.

Et je suis là, face à toi,

Toute en souffrance,

Témoin de ton évanescence.

Fragments d'une conscience

Soupçons de silence

Sur les rives de l'insomnie,

Aucune résonance,

Ma mémoire s'enfuie.

Poussières de mots

S'habillant d'oripeaux

Dans mon âme en transe,

Meurent en silence.

Bribes de pensées,

Dans cette mémoire effritée,

Aux milles rides,

Tournent dans le vide.

Réminiscences du passé

Où s'étiole une vie brisée.

Les souvenirs s'effacent,

Mon moi s'égare.

Lambeaux de néant,

Dans le brouillard du temps,

Etranglent ma mémoire,

Effacent mon histoire.

Mon Moi se désagrège

Et jour après jour, exhale

Une âme avide de liberté

Prête à s'envoler...

N'oubliez jamais !

N'oubliez pas qui je suis, malgré mon état,

Quand vous me prenez dans vos bras.

Même si les miens enlacent des inconnus,

Serrez-moi fort, sans retenue.

N'oubliez jamais tous ces moments

Que nous avons intensément vécus.

Même si pour moi, inéluctablement,

Souvenirs et visages ont disparu.

N'oubliez jamais les couleurs de la Vie,

Nos rires et nos plaisirs jusqu'à l'euphorie.

Même si pour moi, plus aucun espoir,

Car tout cela a sombré dans le Noir.

N'oubliez jamais ce père que je fus autrefois,

Un père toujours présent et aimant.

Même si je m'éloigne de vous maintenant,

Ne partez pas, restez avec moi.

N'oubliez jamais ces instants où j'ai pu

Vous écouter, vous consoler.

Même si, je ne vous reconnais plus.

S'il vous plaît, restez pour m'aider !

N'oubliez jamais de me faire rire

De me raconter vos plaisirs.

Même si mon regard vide ne répond pas,

Surtout ne pleurez pas.

N'oubliez jamais d'éprouver de la joie

Lorsque vous serez avec moi.

Même si, le vous a remplacé le tu,

Continuez à voir la personne que je fus.

Et lorsque la maladie ouvrira enfin

A mon âme la porte vers la liberté,

N'oubliez jamais que je vous ai aimés !

Mon Ame est Ailleurs

Je ne vous reconnais pas, c'est vrai

Vous ne me reconnaissez pas, non plus.

Vous restez dans votre logique

Alors que je suis partie dans un ailleurs.

J'ai dû abandonner le bagage de ma Vie.

Plus d'identité, plus d'intégrité,

Aucun souvenir, image ou visage,

Plus de règles de Vie, là où je suis.

Je peux me promener la nuit,

Cacher les clés dans un lieu bien choisi

Ou mes chaussures sous mon lit.

Je fais comme j'ai envie.

Vous pouvez être tour à tour,

Ma fille, ma nièce, ma mère,

Ma voisine ou une étrangère.

Parfois, je vous reconnais.

Je fais revivre le passé de temps à autre,

Même des proches, je peux ressusciter.

J'y suis bien, vous savez,

Je revis d'agréables moments.

Alors, pourquoi me dire

Que ce n'est pas vrai, pas possible.

Vous me rendez triste

En disant le contraire.

Je sais que je vous fais de la peine

Mais ne remettez jamais en cause

Mon Amour, ce bien si précieux

Qui est en vous, pour toujours.

Cancer

Foutu crabe

Sein, grosseur, scénario catastrophe.

Médecin, mammographie, écho, biopsie

Attente, angoisse, peur...

Résultats, rendez -vous gynéco en urgence.

A son regard, je devine, je pressens, je sais,

Carcinome mammaire.

Elle vient de me propulser

Dans un monde inconnu.

Urgence d'une opération,

Séances de chimio...

Mon quotidien se fissure

Tout se bouscule.

Le désordre s'empare de mes pensées.

Pourquoi moi, pourquoi combattre ?

Furieuse, effrayée, en pleurs, effondrée,

Comment vais-je l'annoncer ?

Pas de pathos, juste la résistance

Des mots, du corps, de l'âme.

Faire face, combattre,

Être prête à en découdre avec ce foutu crabe.

Accepter pour faire baisser les angoisses.

Prendre du recul et se faire aider.

Comment gérer la maladie, mon couple,

Mes enfants, ma famille, mon travail ?

Tout s'enchaîne, se confond, se noie

Dans cet abîme de douleurs du corps et de l'âme.

Embarquée dans un tourbillon infernal

Des traitements et de leurs effets secondaires.

Médecins, oncologue, infirmières,

Compréhension, écoute.

A tout prix, faire confiance.

Insomnies, fatigue, aphtes.

Cheveux, perte et coupe,

Un foulard en a pris la place.

Ablation, cicatrices, reconstruction.

Perte de féminité, de mon identité.

Une libido en cavale…

Le regard des autres et leur peur de...

Ne me regardez pas comme une malade,

Je suis vivante !

Guérison, rémission

La réalité de la vie qui se poursuit

Encore plus belle.

S'il vous plaît, ne tombez pas

Dès mon réveil, chaque matin

Je scrute mon oreiller, angoissée.

Certes, ce n'est pas encore le moment

Mais je ne peux m'empêcher de vérifier,

Cela en est devenu obsédant.

Oser faire face à mon miroir chaque jour.

Devant lui, je suis paralysée

Osant à peine toucher mes cheveux.

Peur de ne plus m'y reconnaître

Dans ses reflets renvoyés.

Je les regarde encore et encore,

Timidement avec angoisse,

Je prends quelques cheveux entre mes doigts

Et je tire avec une infinie douceur

Pour m'assurer qu'ils sont bien accrochés.

Je leur adresse alors une supplique

« S'il vous plaît, ne tombez pas ! ».

Pour tenter de contrer l'inéluctable,

Je ne les lave plus, ne les brosse plus

Ne les touche presque plus.

Jour après jour, le désastre se profile

Sur des oreillers pourtant sombres,

Ils sont de plus en plus nombreux

Eparpillés au départ puis en touffes.

Il y en a partout !

Devant mon miroir, désespérée,

Je ne fais que pleurer en voyant

Ce crâne parsemé de trous

Et de quelques mèches rebelles

Refusant la chute.

J'aurais dû avoir le courage de le faire plus tôt.

L'idée est bien ancrée maintenant,

Pourtant, elle me tétanise.

C'est décidé, il est temps d'y aller

Chez le coiffeur, me faire raser.

J'ai demandé à Mathilde de le faire.

Je lui ai demandé comme une faveur

De m'alléger des derniers cheveux toujours présents.

Je les voie s'écraser au sol, étouffant leurs cris

Dans un dernier soubresaut de vie.

Devant ce miroir, ce n'est plus moi.

Surtout, la maladie me nargue,

Me montre qu'elle est là ; cela me mine.

Comment me réapproprier cette nouvelle image ?

Comment lui faire face chaque jour ?

Je n'étais pas prête, ne le suis toujours pas,

Ne le serai jamais à me voir chauve.

Peur de perdre mon identité

Peur de me perdre

Peur de perdre les autres.

Aussi ai-je décidé de le cacher

Au regard des autres, c'est plus facile.

Mais j'ai dû apprivoiser cette intruse ;

Me voir avec elle dans ce nouveau reflet,

Accepter cette chevelure synthétique.

Quand j'y repense, c'est fou

De m'être rendue aussi malade

Pour une « simple » histoire de cheveux.

Alors que leur chute est la preuve

Que la chimio tue les cellules malignes.

Osez dire !

Souffrir et sourire

Pour ne pas partir et mourir.

Une souffrance qui s'apprivoise

D'ailleurs se voit-elle ?

Quelques rides peut-être,

Une prise de poids ou l'inverse,

Une tristesse qui fredonne

Ou peut-être rien de tout cela.

Mais qui voit, qui entend ce mal ?

Faut-il crier « j'ai mal » pour cela ?

Non, pour entendre,

Il faut aimer les Ames et savoir les lire.

Pas de charité, ni de compassion ;

Juste de l'écoute et de la compréhension

Pour enlever ce mal être

De n'oser dire ...

Alors, arrive enfin

Cette rencontre entre maux et mots,

En extraire l'essence de nos corps

Pour enfin leur donner vie.

Ces mots, qui tels des prisonniers,

Arpentant inlassablement

Leur cellule d'isolement,

Peuvent enfin voir le jour.

Oser dire pour respirer à nouveau.

A toi qui partage ma vie

Oserais-je te dire tout cela ?

Pourtant, je le pense si fort.

Ne l'entends-tu pas ?

Elle est arrivée sans crier gare

Nous laissant sans voix,

S'imposant dans nos vies.

Cette période est si difficile pour moi.

Tous ces changements que je subis,

Toi aussi, t'affectent et bouleversent ta vie.

Je n'ai pas choisi d'être malade.

Je me sens si coupable,

De ne pouvoir assumer ces tâches d'avant.

J'aimerai pouvoir en faire davantage

Mais je ne peux tout simplement pas,

Conservant ce peu d'énergie pour l'après.

Parfois, la colère s'empare de moi

Comme cela, sans raison en apparence.

Sache que c'est la maladie qui s'exprime.

Je tente de contrôler mes émotions.

Tu n'y es pour rien, tu le sais.

J'ai besoin que tu le comprennes.

Surtout, arrête de me dire

Comment je dois, ne dois pas

Me sentir ou faire.

Ecoute-moi.

Ne me juge pas.

Accepte s'il te plaît.

Oui, je sais, je me plains beaucoup.

Cela me permet un temps

D'exorciser la douleur.

Si tu ne le supportes plus,

Dis-le-moi gentiment

Je comprendrai ce besoin de t'éloigner de moi.

Je sais que tu ne comprends pas ma maladie,

Je vais te faire un aveu,

Moi non plus.

Ne renonce pas à ce que tu aimes pour moi.

Continue de faire ce qui t'est important.

Je ne pourrai te suivre, ne t'en prive pas.

Tu m'invites souvent à faire telle ou telle chose

Pour me changer les idées.

J'apprécie de toujours faire partie de ta vie.

Sache que si je refuse,

Ce n'est pas que je ne veux pas,

C'est parce que je ne peux pas.

Je ne suis plus la même c'est vrai,

On ne peut retrouver notre vie d'avant.

Mais ensemble, nous pouvons vaincre.

Fibromyalgie

Je suis l'Invisible

Chronique je suis,

Je ne peux disparaître.

Sceptique, tu peux l'être

Mais mortelle, je ne suis.

Alors que faire ?

Me combattre ?

Mais je suis invincible

Et ton corps me donne asile.

Trouvons un compromis

Même si je suis ton ennemie.

Essayons d'être amies

Pour être en harmonie.

Sois moins hostile.

Tu te fatigues,

Tu t'épuises

Mais tu ne peux me nuire.

Sois plus docile

Apprends à me connaître.

Je serai moins versatile

Si tu me laisses être maître.

Je sais que ce n'est pas facile

Mais tente de te détendre.

Je te laisserai un peu tranquille

Si tu veux bien m'entendre.

Nulle échappatoire.

Aussi, concilions nos existences.

Tu dois te rendre à l'évidence

A vie, tu seras mon exutoire.

Otage de mon propre corps

Douleurs spontanées, lancinantes, diffuses,

Qui, au gré du temps, d'endroit, changent.

Aucune partie de mon corps n'est épargnée,

Même ma peau à peine effleurée peut en générer.

Qu'elles soient faciales ou migraineuses,

Thoraciques ou musculaires,

Si au nombre minimum de onze,

Ces douleurs sont un signe de sa présence.

A peine levée, envie de me recoucher.

Quoi que je fasse, aussi minime soit-elle,

Aucune activité, elle ne supporte.

Fatiguée voire épuisée je suis.

Idéation, impatience, irritabilité,
Parfois, souvent pour si peu.
L'esprit ailleurs, comme dans un brouillard,
Une impression de malaise persistant.

Au mieux, trente minutes de répit.
Au-delà, je suis comme entravée.
J'ai du mal à bouger, à me lever,
Quant à marcher, cela devient un vrai défi.

Hypersomnie et insomnie se succèdent,
Aucun espoir la nuit de me rendormir.
Parfois émerge une sensation d'étouffement
Et je suis alors prise de panique.

J'ai même du mal à réguler la température

De ce corps livré à cette maladie perfide.

Chaud ou froid, quelque que soit la saison,

Mes mains en paraissent exsangues parfois.

Certes, cela peut prêter à sourire,

Si je vous dis que mouches volantes

Et fourmis se sont immiscées

Et ont envahi mon quotidien.

Pour autant je lutte sans cesse,

Refusant de capituler et surtout,

Je profite de ces courtes pauses

Où la vie est presque normale.

Être heureuse malgré elle

Je ne fus pas surprise lors de la nouvelle,
Ma mère l'avait déjà cette maladie.
Aussi c'était comme une évidence
Que j'allais devoir vivre avec elle.

Je la connais déjà si bien !
Auprès de ma mère, je la vis
Depuis des années et pourtant,
Ce fut cinglant lors du diagnostic.

Être vigilante à ne pas tomber
Dans le piège de l'inactivité
Et de la désocialisation,
Malgré l'intensité des douleurs.

Je m'assommais d'antidouleurs au départ

Pour pouvoir tenir le coup,

Continuer à vivre

Et m'adonner à mes activités.

Mais les effets secondaires devinrent insupportables,

Mêlant nausées, chute de cheveux et perte de poids.

Malgré leurs bienfaits, je fis fi de tous ces traitements.

Trop tard il est vrai, on finit par m'hospitaliser.

A contrecœur, arrêter toute activité,

Je dus m'y résoudre.

De moi, je devais m'occuper,

Des médecins me rapprocher.

Au fil du temps, mes douleurs,

J'ai appris à les apprivoiser,

Mon nouveau quotidien à créer,

Avec de nouvelles activités.

J'ai la fibromyalgie et je l'ai acceptée.

Ces dernières années furent un enfer

Et malgré cela, je me sens privilégiée

Car l'expérience de ma mère m'a aidée.

Je suis fière, très fière de moi.

Je suis repartie de zéro.

Je continue à vivre malgré la douleur

Et chaque matin, je vais travailler.

J'ai appris à apprécier ce que j'ai,

Appris à accepter le regard des autres.

Ces autres qui m'aiment malgré la maladie,

Avec qui, j'ai le droit d'avoir mal.

Espérance

Quand bien même le destin me défie,

Hardie, je continue et fais fi.

Et même si je dois y rester

Peu importe, j'aurais tenté.

Au-delà de mes insomnies perfides,

Le sommeil, sans cesse, je recherche, avide.

Et même si Morphée se fait désirer

Peu importe, je cherche un rêve pour les exorciser.

A défaut de voir la lumière au bout du tunnel,

Mon Cœur perçoit l'essentiel.

Et même si des idées noires surgissent

Peu importe, tel un Jedi je fais face.

Malgré un fog obscurcissant ma route,

J'aperçois des morceaux d'espoir.

Et même si je me perds au milieu de mes doutes,

Peu importe, je continuerai au-delà du désespoir.

Fatalité, malchance ou mauvais sort,

Je n'y crois guère et j'espère encore.

Et même si, à contre-courant, je vis,

Peu importe, ce tunnel, un jour, sera franchi.

Maladie de Parkinson

Sonate silencieuse

Au rythme d'un métronome imaginaire,

Mes doigts, malgré moi, pianotent dans le vide

Sur un clavier invisible, un air inaudible.

A l'écoute de cette sonate silencieuse,

Mon corps me crie ses douleurs

Sur le tempo de sa souffrance.

Je prête une oreille attentive

A cette complainte devenue amie

Dont je connais bien le refrain.

J'en apprends les couplets avec patience.

Je fredonne à ce corps, quelques notes,

Pour le rassurer, le soulager.

Je l'effleure avec tendresse et douceur

Mais, il ne me reconnaît plus.

Il se sent seul comme abandonné.

Il n'a plus la force maintenant,

Je n'ai plus le courage.

Alors, que nous reste il ?

La force dans l'écriture de cette partition,

L'espoir dans la lecture de ces notes,

La sagesse dans l'écoute de cette mélodie.

Des 'équilibres

Entre tes doigts impassibles, manipulé je suis,

Par un marionnettiste sans cœur et sans Ame.

De moi, tu as fait un pantin désarticulé.

L'ensecret qui est le tien et très bien gardé,

Te permet de manier avec dextérité,

Cette croix d'attelle à laquelle je suis attaché.

Ces fils de malheur dont je veux être libre,

Me donnent parfois d'absurdes postures,

Tel un fantoche, petit pantin soumis.

Parfois, tu t'acharnes à tirer les ficelles,

Pour que mon corps entame une danse inventée,

Pauvre spectacle de mes membres désarticulés.

Plus jamais, je ne serai libre de ton emprise...

Parasite

Tu m'as choisi comme hôte

Et ce, de manière permanente.

En relation étroite avec moi, tu es,

Pourtant, tu vis à mes dépens.

Tu as trouvé en moi un biotope

Où tu puises ces éléments nutritifs,

Nécessaires à ta survie,

Faisant fi de ma Vie.

Sournois et malin,

Je ne t'ai pas vu venir.

Pire, chaque jour est fait de surprise.

Tu gères ma vie à ta guise.

Tu te complais dans la douleur,

Physique et morale.

Tu te prélasses et te délectes

Dans la raideur de mes muscles.

Tu prends un plaisir pervers

A garder intactes mes capacités intellectuelles,

Pour que je puisse percevoir

Cette déchéance physique qui est ton œuvre.

Tu tentes de m'isoler

Pour mieux me dominer.

Même si cela est perdu d'avance,

Sache que je ne me rendrais pas sans résistance...

Tu fais de ma vie un enfer

Détresse d'une conscience

Se rendant compte chaque jour

Qu'elle habite un corps

Qui lui échappe de plus en plus.

Plus qu'une maladie,

C'est un long chemin de croix,

Car la destruction est irréversible

Pour les neurones dopaminergiques.

Ils fabriquent la dopamine.

Neurotransmetteurs indispensables

Au contrôle de l'humeur

Mais surtout des mouvements.

Destruction lente et inéluctable

Sans symptômes visibles

Pendant les premières années.

Arrivent ensuite les tremblements.

Asymétriques dans un premier temps,

Par la suite, ma main droite devint incontrôlable.

Puis ma tête et mes jambes en furent victimes.

Marcher peut s'avérer difficile parfois.

Même le sommeil me fuit.

Certaines nuits paraissent interminables.

Au lever, me mettre debout

Devient un exploit, certains jours.

Un équilibre fragile s'installe,

Perdant pied au fil du temps.

Même les mots peinent

A se faire comprendre.

Ces mots à qui je tente

De donner vie,

Péniblement se hissent

Sur cette feuille de papier.

Un ennemi sournois

Là où n'arrive jamais la lueur du jour,

Là où se mélangent l'insensé et la souffrance,

Là est son antre d'où naissent mon incompréhension

Et mon impuissance face à cette cohabitation.

Il est vil, lâche et sournois.

S'en faire un ami est chose insensée.

Il est en moi pourtant je ne le connais pas.

Je ne l'ai même pas vu s'infiltrer en moi.

Chaque jour, il est collé à moi.

Je me douche, je mange, je dors avec lui.

Bien que je l'épie, impossible de le voir venir.

Pourtant, c'est lui qui commande mes pas.

Lenteur et déséquilibre sont devenus mes hôtes.

Dès le matin, il fait fi de moi et de mes envies.

Il jouit de plaisir lorsque je tente en vain

De nouer mes lacets ou boutonner ma chemise.

A s'y méprendre, on pourrait le trouver gentil

Pensant que, seuls les tremblements,

Suffisent à satisfaire son envie.

Quel manipulateur !

Il se délecte de ta déchéance physique

Vers laquelle il t'entraîne inexorablement

Et surtout de cette torture mentale infligée,

Préservant tes compétences intellectuelles intactes.

Jour après jour,

Tes proches ne peuvent voir la souffrance

Dans laquelle tu es plongée insidieusement.

Tu n'oses plu dire ce qu'il te fait vivre

Car les mots peinent à trouver sens,

Ces mots qui n'existent plus.

Sclérose en plaque (SEP)

La SEP, une nouvelle compagne

Un jour de printemps, dès mon réveil,

Une sensation d'engourdissement dans mon côté droit

Se prolongeant dans les mains et les pieds...

Ce n'est rien, je vais attendre un peu,

Cela va se réveiller ...

Un jour, deux jours et ... rien

L'angoisse m'étreint.

Me vient à l'esprit « AVC »,

Prise de rendez-vous immédiate avec mon médecin.

Réactive, elle me prescrit un scanner en urgence.

Dans l'angoisse, j'attends les résultats.

Quelques jours après, tout bascule !

L'annonce du spécialiste tombe, comme un couperet :

« Vous avez la sclérose en plaque »

« Prenez-rendez-vous avec un neurologue ».

Hébétée, je la regarde abasourdie,

Mon cerveau a du mal à assimiler cette annonce

Et je reste seule sans vraiment comprendre.

Tout bascule,

Mon monde s'écroule,

Ma vie n'est plus...

A un rythme effréné, les rendez-vous s'enchaînent.

Apprendre, comprendre, accepter,

Apprivoiser cette maladie.

Traitements sans effet ...

Cela fait maintenant quelques années

Qu'elle est là sans trop se manifester.

Lors d'un contrôle annuel, inquiétude,

De nouvelles tâches sont apparues.

Dès la fin du mois, Gilenya chaque jour.

Malgré les risques de ce traitement, malgré la fatigue,

J'avance jour après jour, en gardant le sourire

« Vivre est le plus beau des combats »

Être « Soi »
(Non une malade)

C'est indéniable, elle est là pour la vie.

Enchaînée à elle sans espoir de sursis.

Depuis son arrivée, elle a changé

Ma façon de voir, de vivre.

Intensément chaque instant, je vis,

Jour après jour, au jour le jour.

Je ne vis pas contre elle,

Je vis avec elle à chaque instant.

Je fais et accepte les deuils

De parties de moi, les uns après les autres.

Pourquoi ? Je n'ai pas le choix

Alors, j'accepte.

Doucement, au fil du temps,

J'ai compris comment elle fonctionne,

Comment elle se manifeste

Et je sais quoi faire en conséquence.

Quand mon corps est trop faible, je le sais.

Quand il est en forme, je le sais aussi.

Ce n'est pas simple

Car elle ne se voit pas.

La maladie doit être notre force

Et non notre faiblesse.

Ma dignité me fait lever la tête

Et j'avance avec la maladie.

Même si c'est dur,

Même si très fatiguée,

Même si à bout de nerfs,

Jamais, je ne cesserai de ma battre.

Tu m'as ouvert les yeux

Douleurs,

Pleurs,

Peurs.

Fatiguée,

Epuisée,

Meurtrie.

Difficile

De me lever,

De me laver,

De m'habiller.

Difficile

De marcher,

De cuisiner,

De nettoyer.

Difficile

De me concentrer,

De m'exprimer,

De voir.

Inutile de te rappeler à moi ...

Je ne t'oublie pas, crois-moi.

Tu es si bien installée en moi !

Que tu sois là, à mes côtés,

Pour de courts séjours

Ou de longues durées.

Mais je vais te rappeler, moi aussi,

Le plus souvent possible,

Que je suis toujours en Vie.

Ma vue baisse mais je vois.

Courir, danser, sauter, je ne peux

Mais marcher, je peux parfois.

Mon Ame s'angoisse quelquefois

Mais rire et chanter

Font toujours partie de moi.

Malgré la fatigue, même couchée,

Je suis toujours là, tu vois.

Remercie mon corps de t'héberger.

Ce corps que je continue d'aimer

Bien qu'il soit meurtri par la douleur.

Unis, nous pouvons t'affronter.

Je sais, ma Vie ne sera plus comme avant

Mais tu m'as ouvert les yeux :

J'aime la Vie, plus que jamais, maintenant ...

Plus libre que jamais

Quand la fatigue est ma pire ennemie,

Parfois, dans ses bras, je me love.

Les douleurs du corps et du cœur

Trop fortes, me font fuir dans la nuit.

La vie se joue sans moi hélas.

J'ai si mal parfois

Que j'ai envie de le crier

Mais je ne le peux même pas.

La douleur emprisonne tout mon corps

Et la SEP ne veut pas que je parle.

Elle ne souhaite pas

Que je la pointe du doigt.

Alors, elle endolorie mes joues

Pour que je ne raconte pas.

Les larmes me brûlent le visage

Et elle, se cache dans tout mon corps.

Elle ne le sait pas encore

Mais elle m'apprend la patience

Même si je dois remettre à plus tard

Mes envies, mes projets, mes rêves.

Peu importe, le plus important

Est qui l'on est.

La maladie m'a appris

A Être, à voir le monde différemment.

C'est ma richesse à ce jour,

C'est à la SEP que je la dois.

J'ai retrouvé ma liberté

A travers cette cage qu'est la maladie.

Chaque jour, se réinventer,

Réinventer sa vie sans cesse.

Plus libre que jamais, je suis,

Dans mes choix, dans mon âme.

J'apprends à mieux regarder,

Je réapprends à marcher,

Je savoure chaque plaisir de la vie,

Ces choses simples autour de moi.

Plus de perte de temps,

L'essentiel est mon adrénaline.

Même si plus faible, il est vrai

Mais tellement plus forte à jamais.

C'est cette force que je désire

Ancrer dans votre regard.

Croyez en la Vie

Battez-vous pour elle et pour vous.

Longue route à nous deux

Contre mon gré, un jour, tu as débarqué,
Tel un tsunami dans ma vie.
Tu as fait de moi ton point de chute
Où tu prends du bon temps depuis.

Je ne te voulais pas mais tu es restée.
Tu me faisais peur, tu m'effrayais.
Je ne savais comment t'apprivoiser
Mais j'ai fini par te dompter.

Nous nous sommes cherchées
Et nous nous sommes découvertes.
Et bien que je ne t'aie pas adoptée,
Je me suis adaptée à toi.

J'ai dû apprendre et accepter

De me battre contre mon corps.

Car me battre contre moi-même

C'est te combattre et vivre.

Nous réussissons à cohabiter

Bien que la vie à deux soit complexe ;

Une vie faite de concessions

Et parsemée de compromis.

Depuis ce jour où tu as débarqué,

Tu me fais voyager vers l'inconnu.

Un voyage parsemé de belles rencontres

Et de moins belles aussi, j'ai fait le tri.

Des aventures humaines au gré des jours.

Des personnes qui comprennent et restent

D'autres qui fuient sans rien dire.

Tu as fait celle que je suis aujourd'hui,
merci.

Tu m'as appris et c'est contradictoire

A relativiser et surtout à penser à moi.

Tu n'es pas mon amie et pourtant

Tu m'apportes tellement humainement.

J'ai enfin décrypté ton message

« Prendre soin de moi et vivre »

Je me découvre une force et un courage

Qui me font franchir les obstacles.

Et même si je trébuche ou je chute,

Je me relève toujours au final.

Le bonheur n'est pas une destination,

C'est la façon de voyager avec notre sac à dos

Sur les chemins de vie que nous empruntons.

Longue route à nous deux !

Si peu et pourtant tellement

Un regard

Un geste

Un mot

Une attention

Un merci

Une écoute

Un peu de son temps

Un ton de voix

Un silence

...

Evelyne Aguilera 2017

De la même auteure

Thème : Développement personnel en poésie

* Des mots par-delà nos maux
* Du noir et blanc aux couleurs de l'Ame

Thème : Florilège d'expressions familières

* Se refaire la cerise

A paraître en 2023

Voyage intérieur au cœur des maux - Tome 2